Senioren Beschäftigung

Umschreibung

Alte Schätzchen

Wie heißt das gesuchte Wort?

Casilda Berlin

ISBN-13: 978-1979365628
Imprint: Independently published

2. Auflage 2023

Copyright © 2023

Alle Rechte vorbehalten.
Kein Teil des Werkes darf ohne vorherige schriftliche Genehmigung des Verlages reproduziert oder elektronisch gespeichert werden.

Haftungsausschluss
Alle Angaben in diesem Buch wurden sorgfältig und nach bestem Wissen erstellt und erfolgen ohne Verpflichtung oder Garantie der Autorin und des Verlages. Sie übernehmen keine Verantwortung und Haftung für das Gelingen, sowie für Personen-, Sach- und Vermögensschäden.

Weitere Bücher von Casilda Berlin

Kurzgeschichten mit Happy End - Seniorenbeschäftigung
ISBN-13: 979-8852067180

LANDSCHAFTEN – zum Ausmalen und Relaxen, Band 1
ISBN-13: 978-1530922925

**Umschreibung Tiere – Wie heißt das gesuchte Tier? Band 1
Seniorenbeschäftigung Rätsel** ISBN-13: 978-1978395756

**Umschreibung Gegenstände – Wie heißt der gesuchte
Gegenstand?** ISBN-13: 978-1978430990

**Umschreibung Blumen und Garten – Wie heißt die Blume oder der
Gegenstand?** ISBN-13: 978-1977997524

50 Bilder, die leicht gelingen – ein Ausmalbuch für Senioren
ISBN-13: 978-1530264391

Blumen, die leicht gelingen – Ausmalbuch für Senioren
ISBN-13: 978-1541086999

MANDALAS die leicht gelingen - Malbuch für Senioren (Anfänger)
ISBN-13: 978-1546636649

Viele weitere Bücher von Casilda Berlin finden Sie hier:

www.casilda-berlin.de

Wie heißt das gesuchte Wort?

Rätselraten ist eine beliebte niederschwellige Beschäftigungsmöglichkeit für Senioren. Ob Bewohner in Seniorenheimen, Teilnehmer in Tagesbetreuungen oder zu Hause wohnende Senioren – sie alle erleben mit diesem Buch unterhaltsame Ratestunden.

Dieses Rätselbuch eignet sich für Einzel- und Gruppenmaßnahmen und wird mit einem Begleiter durchgeführt. So kann es auch bei einem unterhaltsamen Nachmittag unter Freunden oder in der Familie, wo es um Seniorenbeschäftigung geht, zum Einsatz kommen.

Es wurde im Praxisalltag in der Seniorenbetreuung entwickelt, um die geistigen Fähigkeiten und die Kommunikation anzuregen. Die grauen Zellen werden spielerisch trainiert und auf Vordermann gebracht.

Die Vorgehensweise der Rätsel ist für Personen mit leichten bis mittleren geistigen Einschränkungen leicht verständlich. So können auch Senioren mit beginnender und fortgeschrittener Demenz mit Freude an den Rätselrunden teilnehmen.

Erraten von altbekannten Gegenständen und Begriffen

Die Suche nach verschiedenen Begriffen ermöglicht eine verbesserte Lebenszufriedenheit für die Teilnehmer.

Das Thema „Alte Schätzchen" weckt bei Senioren Erinnerungen, mit denen sie vergangene Erlebnisse verbinden. Die meisten der gesuchten Begriffe sind aus längst vergangenen Zeiten bekannt und erinnern auch an glückliche Kindertage.

Wer erinnert sich noch gerne an die Strickliesel, den Kaugummiautomaten, die Rollschuhe, das Poesiealbum oder Murmeln? Oder wer kennt noch eine Affenschaukel, einen Vatermörder oder Liebestöter?

All diese Dinge aus alten Zeiten wecken wunderschöne Erinnerungen und bieten viel Spaß in der Rätselrunde, gepaart mit der häufigen Frage „Weißt du noch?"

Teilnehmer, die den gesuchten Begriff erraten, erleben schöne Erfolgserlebnisse. Diese können verstärkt werden, indem für jede richtige Lösung eine Kleinigkeit wie z. B. ein Schokoriegel oder ein Bonbon überreicht wird.

So gelingt die Rätselrunde

Alle Teilnehmer beteiligen sich daran, herauszufinden, welches Wort gemeint ist.

Eine Person (z. B. Familienangehöriger, Partner, Gruppenleiter oder Begleiter) erklärt die Vorgehensweise:

Mehrere kurze Sätze geben Hinweise auf den gesuchten Begriff.

Jeder Satz wird langsam und für alle Teilnehmer gut verständlich vorgelesen. Nach jedem Satz wird eine kleine Pause eingelegt und gefragt, ob es Vorschläge zu dem gesuchten Begriff gibt.

Der erste Satz wird dann wiederholt, anschließend der zweite ergänzt.

Dann werden beide Sätze wiederholt und der dritte Satz ergänzt. Der Begleiter fragt erneut nach Ideen.

Nach und nach wird Satz für Satz vorgelesen, bis das gesuchte Wort gefunden ist.

Wenn die Teilnehmer keine Lösung finden, nennt der Begleiter am Ende den gesuchten Begriff.

Wird der Begriff vorzeitig gefunden, werden die noch übrigen Sätze vorgelesen.

Anschließend geht es weiter mit der nächsten Seite.

Ich wünsche Ihnen viel Freude mit diesem Rätselbuch.

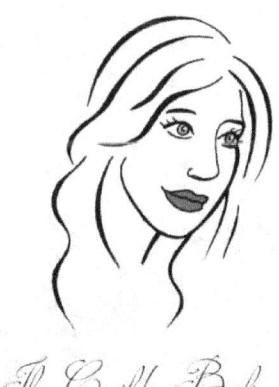

Ihre Casilda Berlin

1. Gesucht wird eine Dame, die kaum ein Mann in seinen Händen gehalten hat.

2. Sie ist meistens aus Holz gefertigt.

3. Sie trägt eine kleine Krone aus 4 oder 8 Häkchen.

4. Von Kopf bis Fuß ist die Dame durchbohrt.

5. Mithilfe der Dame lassen sich lange Schnüre stricken.

6. Die bisher längste Schnur dieser Art ist über 30 Kilometer lang und steht im Guinness-Buch der Weltrekorde.

7. Die Strickschnüre sind für verschiedene Verwendungen geeignet, z. B. als Haarband, Schleife, Armband oder Kordel.

Antwort: Strickliesel

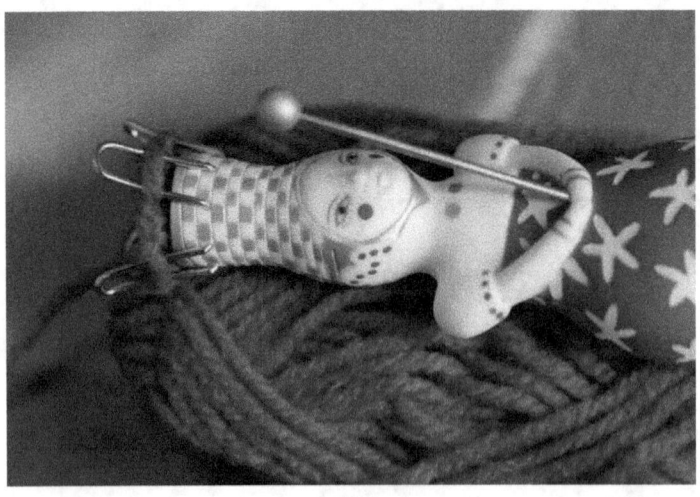

1. Gesucht wird ein Buch, das schon lange aus der Mode gekommen ist.

2. Fettflecken und Eselsohren waren in diesem Büchlein verpönt.

3. Es wurde auf vielen Seiten mit bunten Bildchen verziert.

4. Bevor in dieses Buch geschrieben wurde, zeichnete man mit einem Bleistift feine Linien vor.

5. In Schönschrift wurden gute Wünsche und beliebte Sprüche eingetragen.

6. In diesem kleinen Buch verewigten sich Freunde und Verwandtschaft mit netten Versen und Bildchen.

7. Ein besonders beliebter Vers war:
*Ein Körbchen voll Rosen, zwei Täubchen dazu,
das Liebste von allen bist nur du.*

Antwort: Poesiealbum

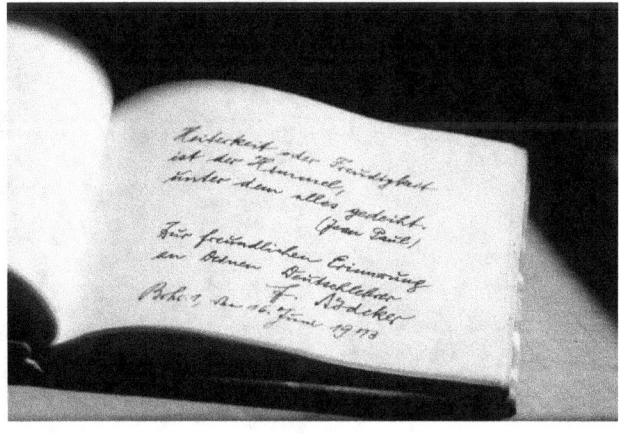

1. Man könnte meinen, der gesuchte Begriff sei ein Tier im Wasser.

2. Manch einer denkt auch, es sei etwas zum Essen aus dem Backofen.

3. Viele Jungs waren darauf aus, den hübschesten Backfisch im Dorf zu ergattern.

4. Gesucht wird eine bestimmte Art eines jungen Menschen.

5. Der gesuchte Begriff bezeichnete früher ein junges Mädchen.

6. Mädchen, die so bezeichnet wurden, waren zwischen 14 und 17 Jahre alt.

7. Anstatt Teenager sagte man damals „...fisch".

Antwort: Backfisch

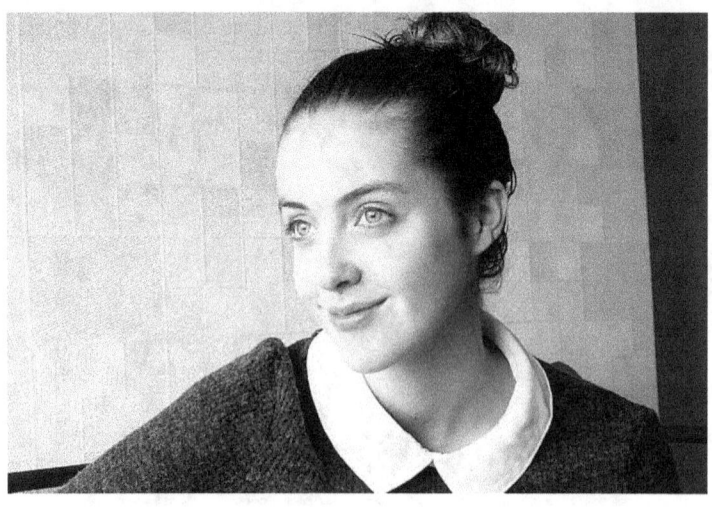

1. Gesucht wird ein seit Jahrhunderten genutztes Musikinstrument.

2. Heute trifft man es nur noch selten an.

3. Es wird auch als kleine Schwester der Orgel bezeichnet.

4. Bis vor 100 Jahren gehörte das gesuchte Instrument zum täglichen Straßenbild.

5. Als zusätzliche Attraktion war in der Nähe des Instruments ein Äffchen platziert, das bei den Zuschauern Geld einsammelte.

6. Je nach Modell kann man das Instrument um den Bauch hängen oder auf Rädern vor sich herschieben.

7. Die Musik ertönt durch das Drehen einer Kurbel.

Antwort: Drehorgel, Leierkasten

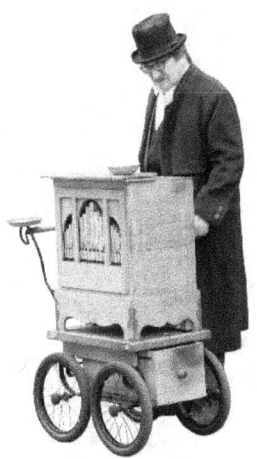

1. Bei diesem gesuchten Begriff könnte man meinen, es ginge um einen Gegenstand in einem Operationssaal.

2. Gesucht wird ein beliebtes Möbelstück, das heute nicht mehr modern ist.

3. Er stand in den 1950-er Jahren in fast jedem Wohnzimmer.

4. Gerne wurde er mit Cocktailsesseln und einer Tütenlampe kombiniert.

5. Er hatte weder Ecken noch Kanten.

6. Die Beine waren schräg nach außen gerichtet.

7. Den Namen erhielt dieses außergewöhnliche Möbelstück aufgrund seiner Form, die an Nieren erinnert.

Antwort: Nierentisch

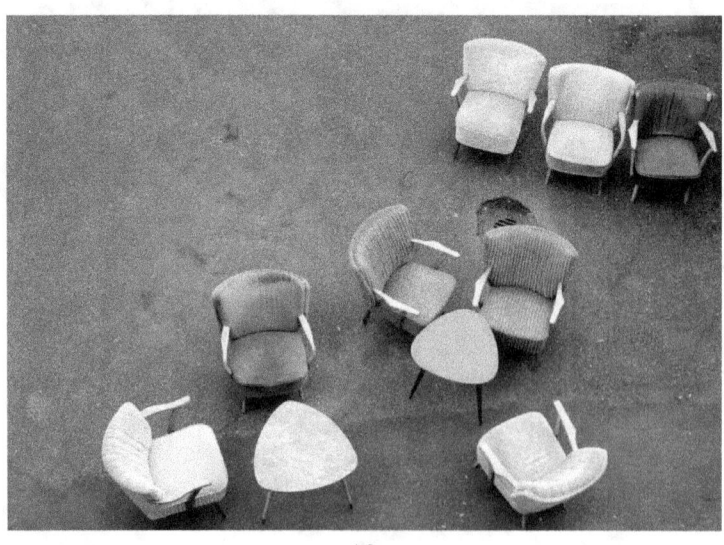

1. Gesucht wird eine bei Kindern äußerst beliebte Süßigkeit.

2. Sie wird besonders auf Jahrmärkten und Volksfesten angeboten.

3. Das Innere besteht aus einem einzelnen Zuckerkristall.

4. Diese typisch deutsche Süßigkeit wurde 1908 in Görlitz erfunden.

5. Zuckerstreusel sind sehr ähnlich, werden aber anders hergestellt.

6. Legendär ist die Verpackung in kleinen Babyflaschen mit rotem Schnuller.

7. Der gesuchte Begriff beschreibt kleine bunte Zuckerperlen, die einen Durchmesser von nur wenigen Millimetern haben.

8. Aufgrund des Namens könnte man meinen, es hätte etwas mit Liebe zu tun.

Antwort: Liebesperlen

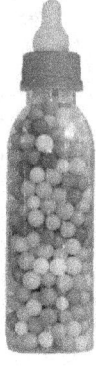

1. Gesucht wird ein Kleidungsstück, das früher von den meisten Frauen im Alltag getragen wurde.

2. Heute sieht man dieses Kleidungsstück nur noch selten und dann meist bei älteren Frauen in ländlichen Regionen.

3. In Polen und Russland ist es noch weit verbreitet.

4. Es dient zum Schutz der normalen Kleidung.

5. Das gesuchte Kleidungsstück ist eine Art Hausbekleidung.

6. Je nach Modell wird es von oben bis unten durchgeknöpft oder mit einer Schleife hinter dem Rücken oder vor dem Bauch gebunden.

7. Bei durchgeknöpften Modellen trägt man im Winter Rock und Bluse darunter, im Sommer nur Unterwäsche.

8. Es wird auch als „Uniform der Hausfrau" bezeichnet.

Antwort: Kittelschürze

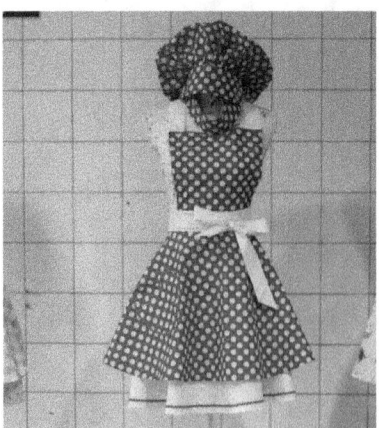

1. Gesucht wird ein beliebtes Kinderspiel.

2. Es erblickte 1950 zufällig das Licht der Welt.

3. Für das Spiel wird eine Seifenlösung benötigt.

4. Man kann eine Seifenlösung selbst aus Neutralseife und Tapetenkleister herstellen.

5. Eine einfache Zubereitung funktioniert auch mit Wasser und Spülmittel.

6. Je nach Mischung ergeben sich große oder kleine durch die Luft fliegende Bläschen.

7. Fertigmischungen hießen früher „Pustefix".

8. Die Pustefix-Gefäße enthielten einen ovalen Ring zum Hineinpusten.

Antwort: Seifenblasen pusten

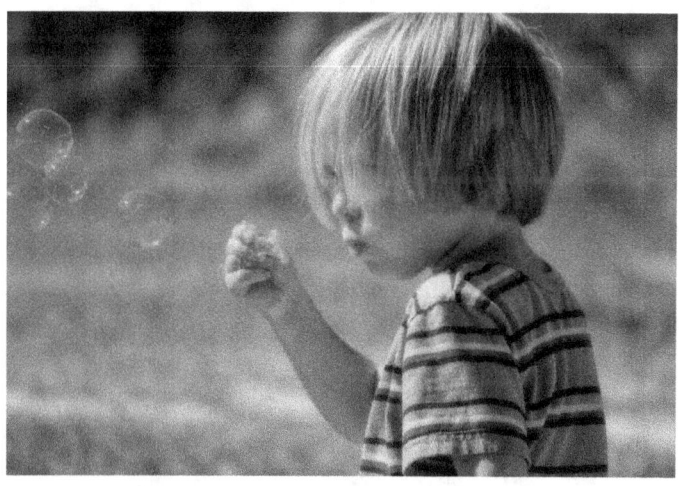

1. Man könnte meinen, dass der gesuchte Begriff etwas mit Essen zu tun hätte.

2. Einigen Männern ging es in der Nachkriegszeit oft mehr um eine Zweckgemeinschaft als um eine ernsthafte Beziehung.

3. Der gesuchte Begriff beruht auf eine damit oft verbundene gute Verpflegung des Mannes.

4. Eine andere Bezeichnung ist auch „Onkel-Ehe".

5. Die Bezeichnung erinnert an ein beliebtes Kartoffelgericht aus der Pfanne.

6. Heute versteht man unter diesem Begriff spaßhaft eine lockere Beziehung.

7. Eine alte Weisheit heißt: „Aus einem ... wird manchmal eine Pellkartoffel-Hochzeit".

Antwort: Bratkartoffelverhältnis

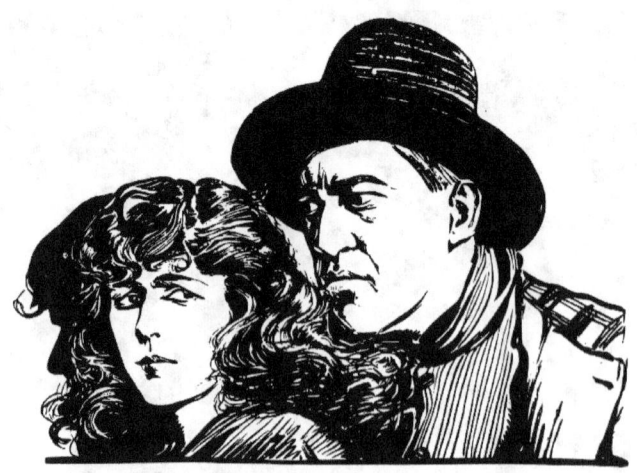

1. Gesucht wird ein runder Gegenstand, den es schon vor über 5.000 Jahren gab.

2. Er wurde seit jeher von Kindern geliebt und für verschiedene Spiele genutzt.

3. Die Größe, das Material und die Farben wurden im Laufe der Zeit vielfach verändert.

4. Ursprünglich bestand der Gegenstand aus Marmor, Ton oder steinähnlichem Material.

5. Seit 170 Jahren wird er aus Glas hergestellt.

6. Typisch sind kunstvolle und geschwungene Spiralmuster im Inneren des gesuchten Gegenstandes.

7. Zur Aufbewahrung eignen sich kleine Säckchen oder Netze.

8. Wenn sich mehrere dieser Glaskugeln berühren, ertönt das bekannte „Klickern".

Antwort: Murmel

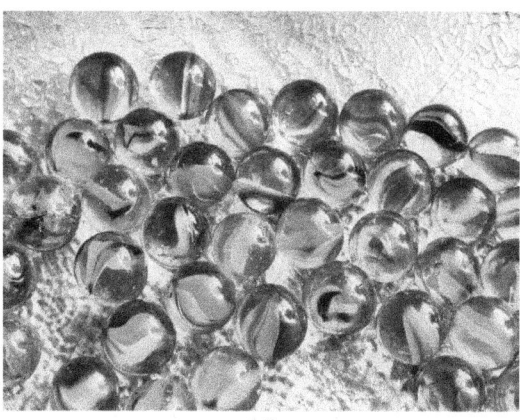

1. Man könnte meinen, man hätte es bei diesem gesuchten Begriff mit einem Kriminellen zu tun.

2. Männer, die diesen Gegenstand tragen, müssen nicht um ihr Leben bangen.

3. Der gesuchte Gegenstand ist ein bestimmter Teil eines Kleidungsstückes.

4. Er ist sehr schick und festlich und wird daher nur zu besonderen Anlässen getragen.

5. Die moderne Form ist der heutige Kläppchenkragen.

6. Der gesuchte Begriff wird auch als ein gestärkter Einsatz eines Herrenoberhemdes bezeichnet.

7. Man vermutet, dass der Begriff auf einen Sohn zurückzuführen ist, der versehentlich mit dieser Art Hemdkragen seinen Vater ins Auge gestoßen hat, was zu dessen Tod führte.

Antwort: Vatermörder

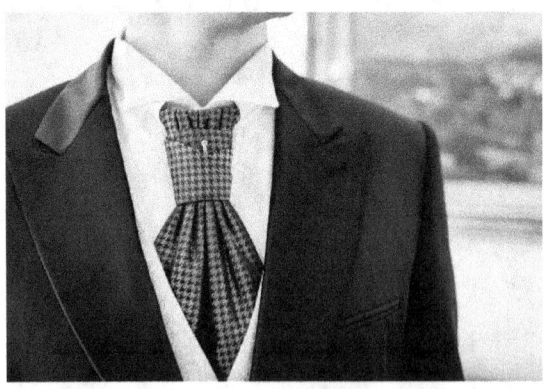

1. Der gesuchte Gegenstand ist aus dem Märchen "Räuber Hotzenplotz" bekannt, denn genau diesen klaute er der Oma.

2. Der Gegenstand war zu Oma`s Zeiten ein wichtiges Gerät in der Küche.

3. Er funktionierte nicht mit Strom, sondern durch die Betätigung einer Kurbel.

4. Man konnte damit eine bestimmte Sorte Mehl selbst mahlen, das in einer kleinen Schublade gesammelt wurde.

5. In eine kleine Öffnung wurden geröstete Kaffeebohnen gefüllt.

6. Heute ist der gesuchte Gegenstand aus der Küche völlig verschwunden, denn es gibt fertig gemahlenen Kaffee zu kaufen.

Antwort: Kaffeemühle

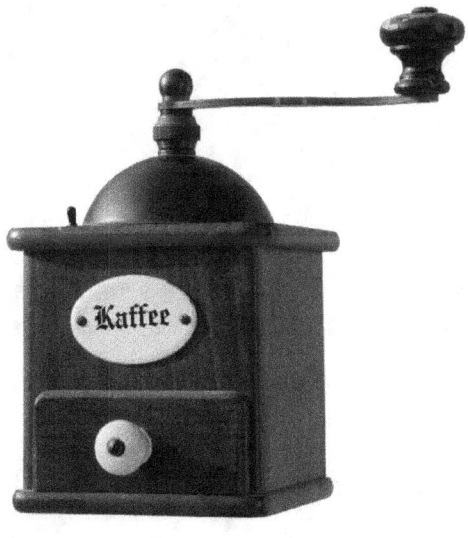

1. Gesucht wird ein Kleidungsstück für den Mann.

2. Es war in den 1930-er Jahren weit verbreitet und erlebt seit einigen Jahren eine Renaissance.

3. Im Unterschied zu einer ballonartigen Kopfbedeckung hat diese Mütze ein flaches Dach.

4. Typisch ist der leicht vorstehende Schirm.

5. Der Name der gesuchten Kopfbedeckung geht auf Arbeiter in Berlin zurück, die in den 1930-er Jahren Schieber genannt wurden.

6. Alternative Bezeichnungen für den gesuchten Begriff sind Schlägermütze, Flachkappe und Sportmütze.

Antwort: Schiebermütze

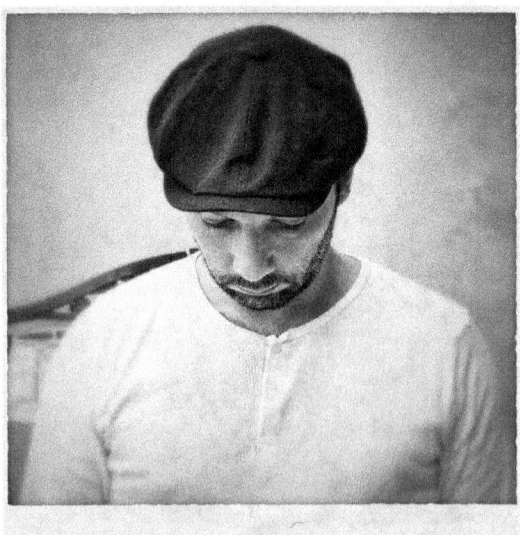

1. Gesucht wird ein Verkehrsmittel, dessen Fortbewegung mit Propellern erfolgt.

2. Es flog erstmals 1900 über den Bodensee.

3. Heute bekommt man es nur noch selten zu Gesicht.

4. Das Verkehrsmittel ist wie eine Art Luftballon mit Gas gefüllt.

5. Es hat eine längliche Form und sieht aus wie eine fliegende Zigarre, die am Himmel schwebt.

6. Es wurde nach seinem Erfinder Ferdinand Graf von Zeppelin benannt.

Antwort: Zeppelin

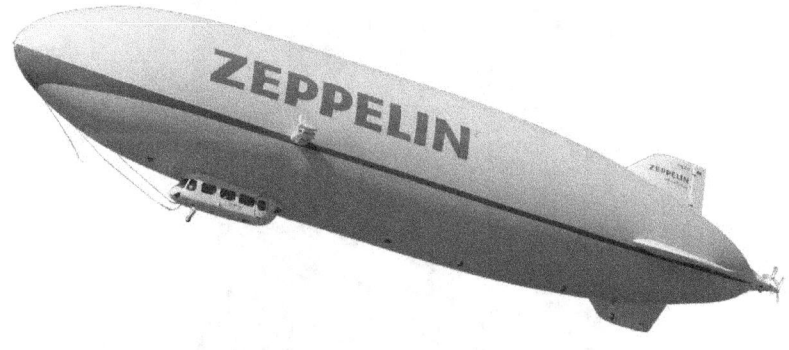

1. Gesucht wird ein Ort für bestimmte Geschäfte.

2. Früher war diese Örtlichkeit in Städten ohne Abwasserentsorgung weit verbreitet.

3. Außer in Eisenbahnzügen trifft man bei uns nur noch selten auf diese Art von Örtlichkeit.

4. In ländlichen Gebieten anderer Länder (z. B. Schweden und Finnland) gibt es die gesuchte Örtlichkeit noch immer.

5. Meistens befindet sich die Örtlichkeit etwas abseits vom Wohnhaus.

6. Typisch ist eine herzförmige Öffnung in der Eingangstür.

7. Der gesuchte Begriff bezeichnet eine Toilette ohne Wasserspülung.

Antwort: Plumpsklo

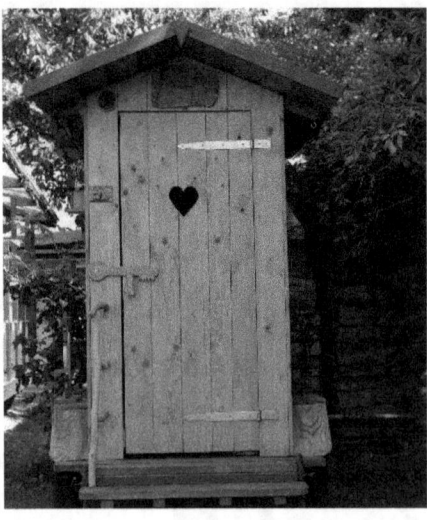

1. Gesucht wird ein Begriff für einen Beruf, den es viele Jahrhunderte lang gab.

2. Der Beruf war sehr unhygienisch, sodass die Menschen meistens nicht alt wurden.

3. Diesen Beruf übte nur derjenige aus, dem keine andere Möglichkeit blieb, um sein tägliches Brot zu verdienen.

4. Mit einem Karren lief derjenige durch die Straßen und kündigte sich mit lauter Stimme oder einer Flöte an.

5. Wer diesen Beruf ausübte, sammelte Stoffabfälle, die zur Herstellung von Papier verwertet wurden.

6. Heute wird der gesuchte Begriff scherzhaft für den letzten Bus genutzt, der spät nachts die letzte Möglichkeit ist, noch nach Hause zu kommen.

Antwort: Lumpensammler

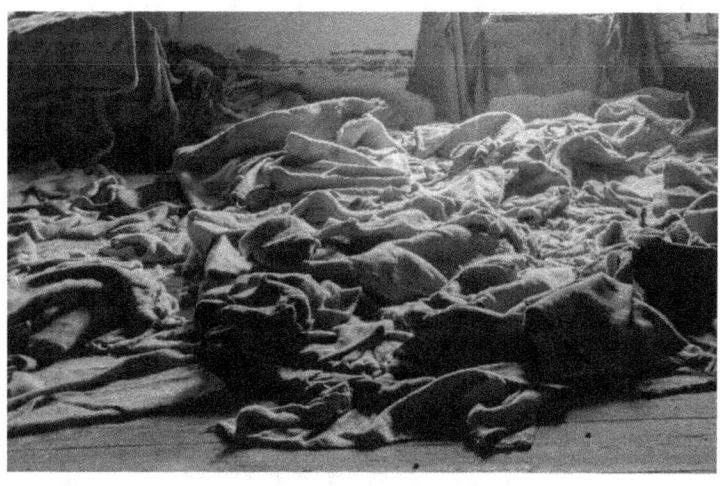

1. Gesucht wird ein sogenanntes „atmendes Instrument".

2. Es wird so bezeichnet, weil es Luft zum Spielen braucht.

3. Es ist mit der Mundharmonika verwandt.

4. Durch seinen melodischen Klang verbreitetes es immer gute Laune.

5. Es hat schwarze und weiße Tasten und viele kleine Knöpfe.

6. Denkt man an dieses Instrument, stellt man sich ein Bild mit einem singenden Seemann vor.

7. Damit Musik erklingen kann, wird der Blasebalg in der Mitte abwechselnd auseinandergezogen und zusammengedrückt.

8. Es wird auch als Quetschkommode oder Schifferklavier bezeichnet.

Antwort: Akkordeon, Ziehharmonika

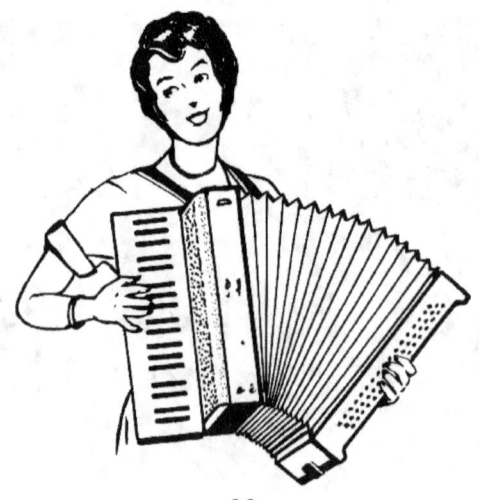

1. Gesucht wird ein heute fast vergessenes Kleidungstück.

2. Es war früher der wohlhabenden Bevölkerung vorbehalten, die damit ihre Eleganz unterstrich.

3. Es wärmte und wurde deshalb hauptsächlich im Winter getragen.

4. Gefertigt war das Kleidungsstück aus Pelz.

5. Je nach Modell konnte man es mit einer langen Kordel um den Hals tragen.

6. Es war ein beliebter Ersatz für Handschuhe.

7. Die Hände wurden von beiden Seiten in dieses röhrenförmige Kleidungsstück hineingesteckt.

Antwort: Muff

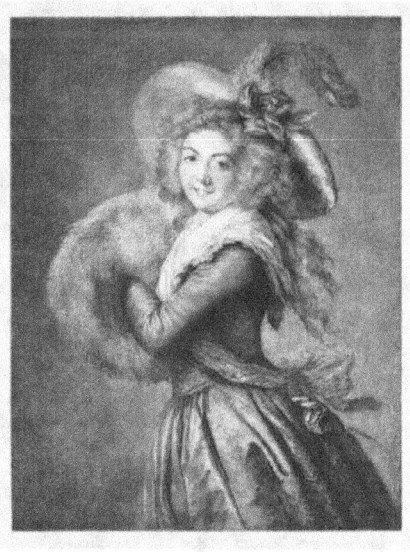

1. Der gesuchte Gegenstand wurde vor 300 Jahren erfunden.

2. Bis vor einigen Jahren war er in jedem Büro anzutreffen.

3. Je nach Modell wurde das Gerät mechanisch oder elektromechanisch betrieben.

4. Die Benutzung anhand eines 10-Finger-Systems lernte man früher z. B. in VHS-Kursen.

5. Neben einer Kaffeemaschine und einem Telefon war das Gerät das wichtigste Werkzeug einer Sekretärin.

6. Je schneller die Sekretärin darauf tippen konnte, umso wertvoller war sie für ihren Chef.

7. Heute trifft man nur noch selten auf diesen Gegenstand, da er zunehmend durch Computer ersetzt wurde.

Antwort: Schreibmaschine

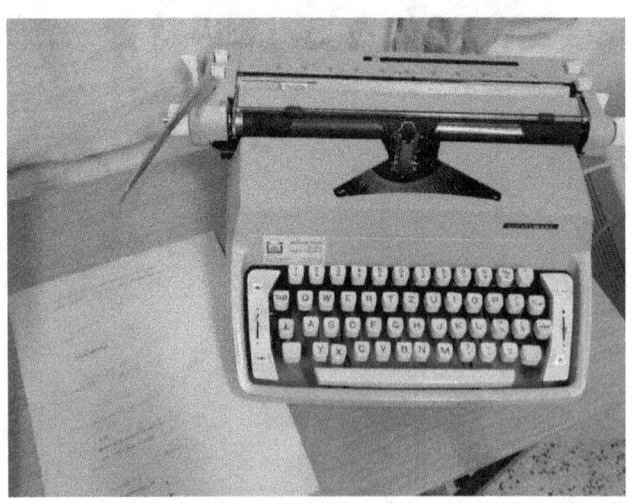

1. Gesucht wird ein Fahrgeschäft, welches heute noch gelegentlich auf Volksfesten anzutreffen ist.

2. Wenn man sich in diesem Fahrgerät aufhält, kann man einen Drehwurm bekommen.

3. Es gehörte früher zu den beliebtesten Karussells auf der Kirmes.

4. Für dieses Karussell typisch ist die hohe turmartige Konstruktion.

5. Die Sitze, in denen sich die Fahrgäste befinden, sind an einem Drehkranz befestigt und drehen sich im Kreis. Dabei fliegen die Sitze durch die Luft.

6. Die Sitze sind an Ketten befestigt, denen das gesuchte Karussell seinen Namen verdankt.

Antwort: Kettenkarussell

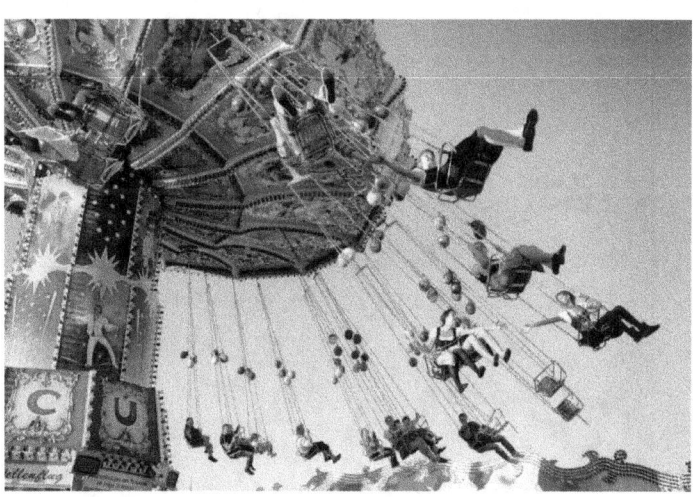

1. Gesucht wird ein Kleidungsstück, das nur in bestimmten Örtlichkeiten getragen wird.

2. Es wird öfter von Frauen als von Männern getragen.

3. Je nach Modell wird es aus Silikon oder Gummi hergestellt.

4. Die Farben und Muster sind kunterbunt.

5. Viele Damenmodelle waren früher mit bunten Blüten verziert.

6. Bis in die 1980-er Jahre war das Tragen dieses Kleidungsstückes Pflicht, wenn man sich im öffentlichen Schwimmbad aufhielt.

7. Seitdem die Filtertechnik in Schwimmbädern immer besser wird, verschwindet die gesuchte Kopfbedeckung immer mehr.

Antwort: Badehaube, Bademütze, Badekappe

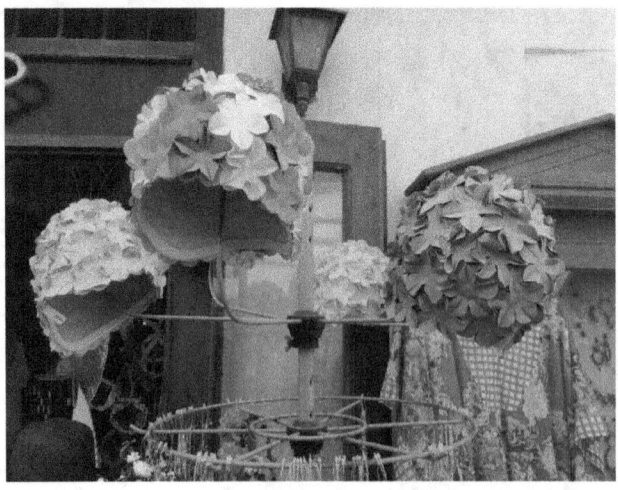

1. Bei diesem gesuchten Begriff könnte man meinen, es ginge um Mord und Totschlag, dabei geht es um die Liebe.

2. Gesucht wird ein Kleidungsstück mit zweifelhaftem Ruf.

3. Es handelt sich um ein Wäschestück, das hauptsächlich im Winter getragen wird.

4. Mit diesem Wäschestück werden die Beine bedeckt und warm gehalten.

5. Der Begriff beschrieb ursprünglich eine lange Männerunterhose.

6. Später wurde der Begriff auch auf grob gestrickte Damenunterhosen und andere Unterhosenmodelle der Männer ausgeweitet.

7. Heute bezeichnet der gesuchte Begriff verschiedene Dinge und kann z. B. Schlampigkeit oder mangelnde Körperpflege bedeuten.

Antwort: Liebestöter

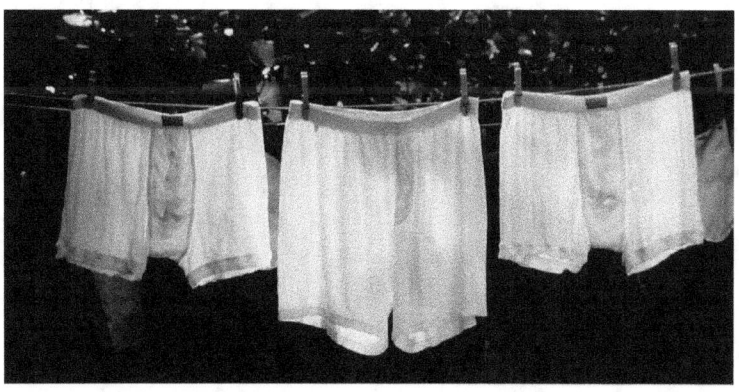

1. Gesucht wird ein Gegenstand, den Kinder seit Jahrzehnten lieben.

2. Hat man Hunger auf etwas Süßes, kann man sich hier etwas besorgen, ohne erst die Mama zu fragen.

3. So manch eisern zusammengespartes Taschengeld verschwindet in diesem Gegenstand.

4. Gesucht wird ein Verkaufsautomat, der seit den 1960-er Jahren an vielen Hausecken anzutreffen ist.

5. Typisch sind die rot-weiße Lackierung und ein kleines Fenster, durch das man den Inhalt begutachten kann.

6. So ging`s früher: 10 Pfennig einwerfen, den Knopf nach rechts drehen und Kaugummi aus der Klappe nehmen.

Antwort: Kaugummiautomat

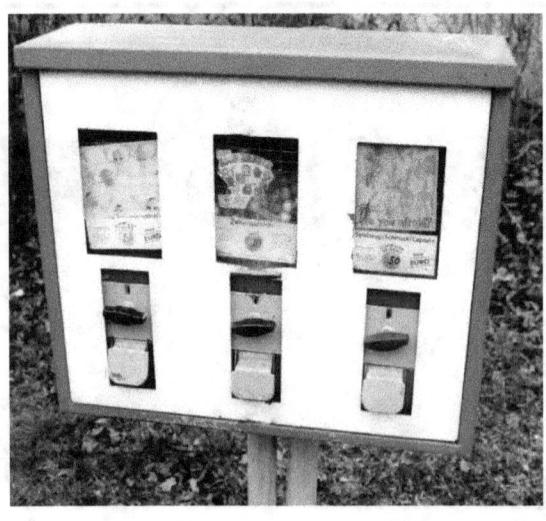

1. Gesucht wird ein kleines Musikinstrument, das in jede Hosentasche passt.

2. Früher war es immer aus Metall, heute meistens aus Kunststoff. Dadurch ist es eines der günstigsten Musikinstrumente.

3. Es hat einen festen Platz in der deutschen Volksmusik.

4. Es ist sehr leicht zu erlernen und braucht keine Vorkenntnisse.

5. Oft ist es das erste Instrument für Kinder.

6. Musik ertönt durch Hineinpusten und Luftansaugen.

7. Das Instrument wird mit beiden Händen direkt vor den Mund gehalten und hin- und hergeschoben.

Antwort: Mundharmonika

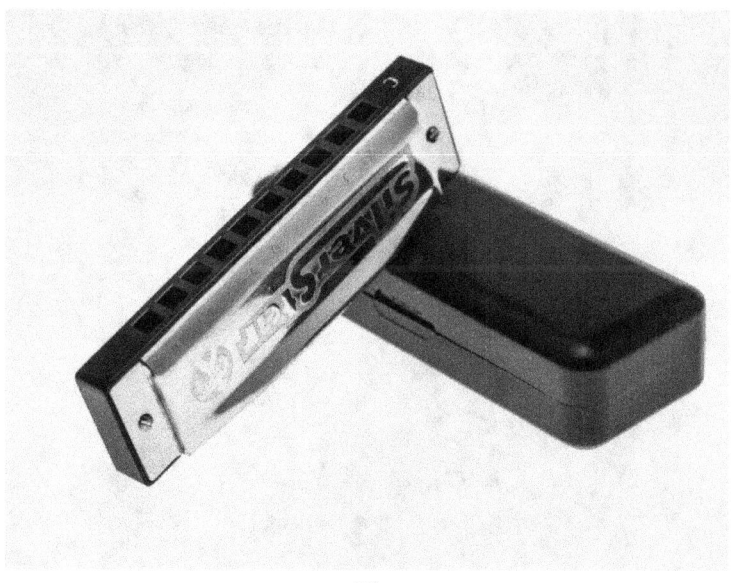

1. Der gesuchte Gegenstand war vor 100 Jahren besonders bei Damen beliebt, die modern und elegant wirken wollten.

2. Bekannt und populär wurde er in den 1920-er Jahren durch Charleston-Tänzerinnen.

3. Gesucht wird eine bestimmte Art von Rauchvorrichtung.

4. Der Gegenstand war ein Mundstück aus Metall oder Kunststoff.

5. Heute sieht man ihn meistens nur in Verbindung mit Karnevalskostümen aus den 1920-er Jahren.

6. Damen liebten diesen Gegenstand, weil sie dadurch verhindern konnten, gelbe Finger durch Zigarettenrauch zu bekommen.

Antwort: Zigarettenspitze, Zigarettenhalter

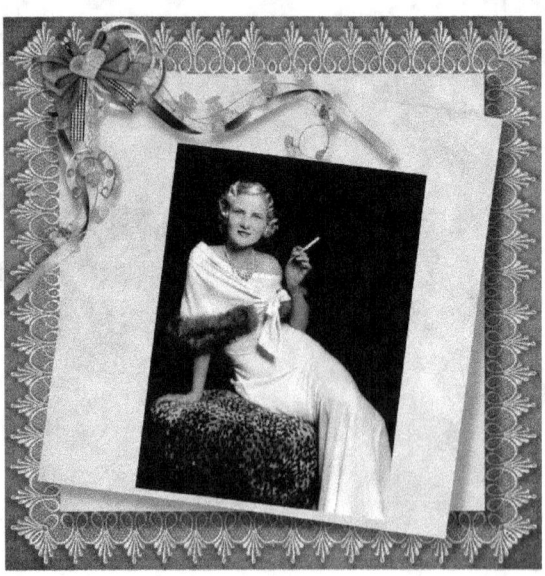

1. Gesucht wird ein Werkzeug, das früher in der Landwirtschaft unverzichtbar war.

2. Im Mittelalter benutzte man das gesuchte Gerät auch als Waffe.

3. Ohne dieses Gerät war früher die Ernte von Getreide und Gräsern nicht möglich.

4. Das gesuchte Gerät besteht aus einem langen Messer, das wie ein Bogen geformt ist und am Ende spitz zuläuft.

5. Gräser und Kräuter werden mithilfe dieses Gerätes mit einem Schwung gekürzt.

6. Mit der Erfindung des Rasenmähers wurde dieses Werkzeug unwichtiger.

7. Wenn etwas zu Ende sein soll, sagt man auch, „Jetzt ist S…"

Antwort: Sense

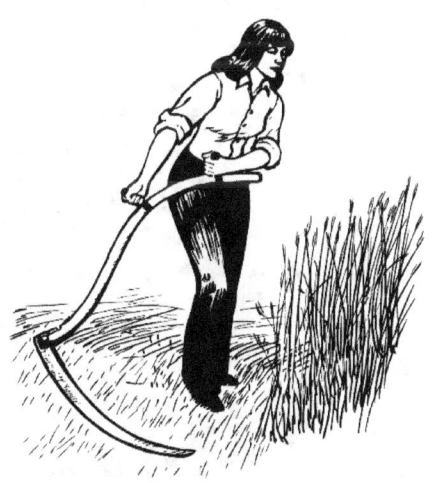

1. Gesucht wird ein Gegenstand, der aus einer Schieferplatte bestand.

2. Die Schieferplatte war mit einem Holzrahmen eingefasst.

3. Meistens war ein Schwämmchen dran gebunden.

4. Um den gesuchten Gegenstand nutzen zu können, benötigte man Kreide.

5. Diesen Gegenstand nutzte man früher anstatt Schulheft.

6. Das darauf Geschriebene konnte man einfach wieder entfernen.

7. Die meisten Kinder bekamen diesen Gegenstand zur Einschulung und lernten damit Schreiben.

Antwort: Schiefertafel

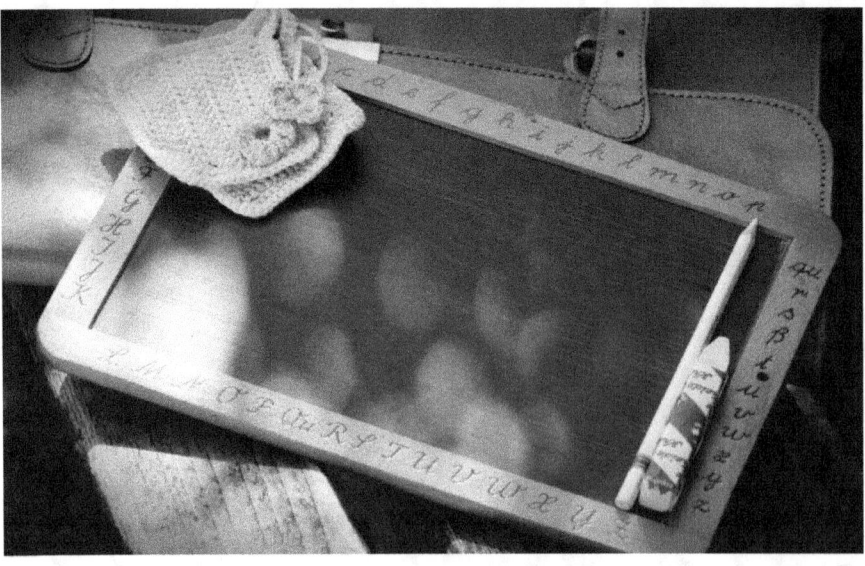

1. Gesucht wird ein kaffeeähnliches Getränk.

2. Das Getränk wird nicht aus Kaffeebohnen, sondern aus gerösteter Gerste, Runkelrüben oder Eicheln zubereitet.

3. In Geschmack und Farbe ähnelt es dem Bohnenkaffee.

4. Es wird auch als „Kaffee der Nachkriegszeit" bezeichnet, weil Kaffeebohnen damals zu teuer waren.

5. Heute erlebt dieses Getränk bei gesundheitsbewussten Menschen eine Renaissance.

6. Ohne die Zugabe von Milch ist das Getränk so dünn, dass die Blümchen der Kaffeetassen durchschimmern.

7. Ein anderer verwendeter Begriff für das gesuchte Wort ist „Blümchenkaffee".

Antwort: Muckefuck

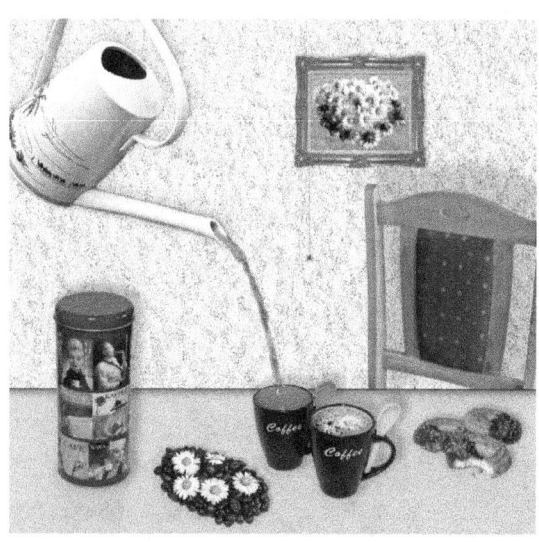

1. Der gesuchte Gegenstand war früher in jedem Haushalt anzutreffen.

2. Er wurde hauptsächlich zum Baden und Waschen verwendet.

3. Je moderner der Haushalt wurde und mit Waschmaschinen und Badezimmern ausgestattet wurde, umso mehr geriet der gesuchte Gegenstand in Vergessenheit.

4. Er stand in der Waschküche und wurde mit Wasser gefüllt.

5. Als Kind freute man sich auf das wöchentliche Baden darin.

6. Er hat zwei Henkel und ist hellgrau.

7. Früher wurde er auch als Zuber bezeichnet.

8. Heute sieht man den Gegenstand meistens nur noch im Garten, wo er zu Dekorationszwecken mit Blumen bepflanzt ist.

Antwort: Zinkwanne, Blechwanne

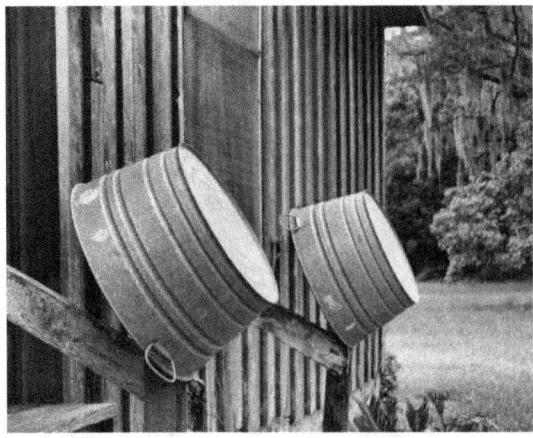

1. Gesucht wird ein Gegenstand, der bereits im 14. Jahrhundert entwickelt wurde.

2. Ursprünglich entstand er aus einem Lesestein.

3. Besonders vor 100 Jahren war er sehr populär und galt seinerzeit als Statussymbol für die bessere Gesellschaft.

4. Anfangs wurde der Gegenstand wie eine Linse vor ein Auge gehalten. Später wurde er direkt vor dem Auge festgeklemmt.

5. Bei Unkonzentriertheit oder Wutanfällen fiel er leicht aus dem Gesicht.

6. Benötigt wurde dieser Gegenstand von Personen mit Kurzsichtigkeit.

7. Im Unterschied zu einer Brille bestand diese Art von Sehhilfe aus nur einem Glas.

Antwort: Monokel, Einglas

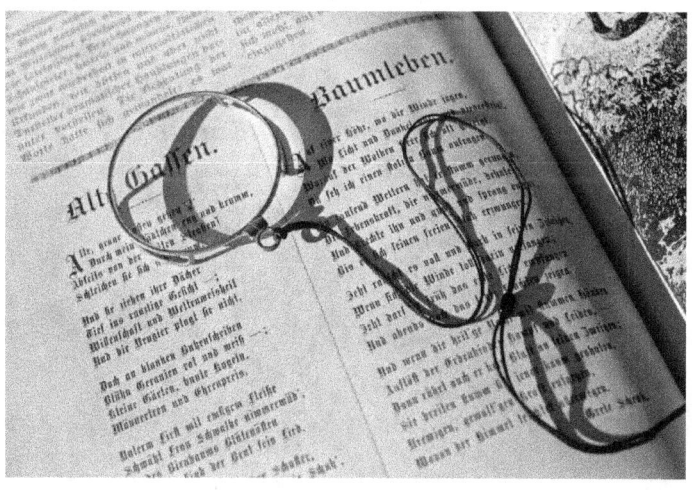

1. Gesucht wird ein früher weit verbreiteter Frauenberuf.

2. Um einen dieser begehrten Arbeitsstellen zu ergattern, mussten die Bewerberinnen jung und ledig sein und aus gutem Hause stammen.

3. Männer kamen aufgrund ihrer tieferen Stimmlage für diesen Beruf nur selten in Frage.

4. Ohne diese Damen war kein Gespräch auf Distanz möglich.

5. Die Ausbildungskosten übernahm die Post.

6. Die Aufgabe in diesem Beruf war es, Telefongespräche zu vermitteln.

7. Umgangssprachlich sagte man zu diesem Beruf auch: „Fräulein vom Amt".

Antwort: Telefonistin

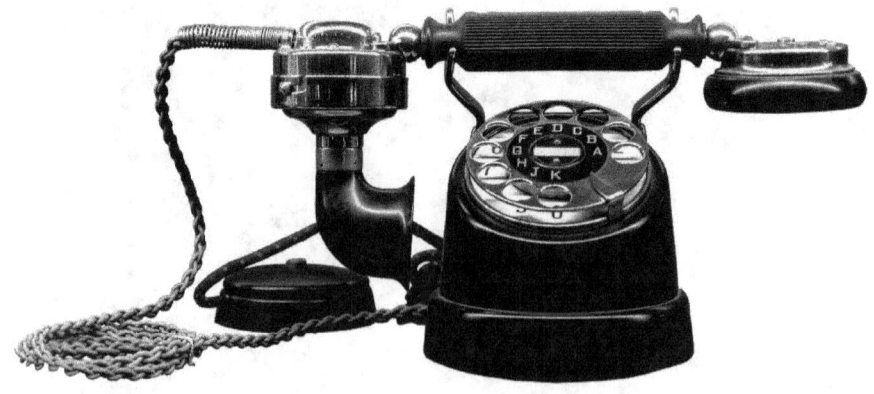

1. Gesucht wird ein Kleidungsstück für den Herrn.

2. Heute ist es nur noch sehr selten anzutreffen.

3. Früher trug man es zu besonderen Anlässen wie zu Hochzeiten und Beerdigungen.

4. Zum einfacheren Transport kann man es zusammenklappen.

5. Das gesuchte Kleidungsstück ist meistens schwarz, hoch und steif.

6. Es hat eine breite Krempe.

7. Zauberkünstler führen gerne Tricks mit ihm vor.

8. Heute gehört es zur Berufskleidung von Schornsteinfegern und Kutschern.

Antwort: Zylinder

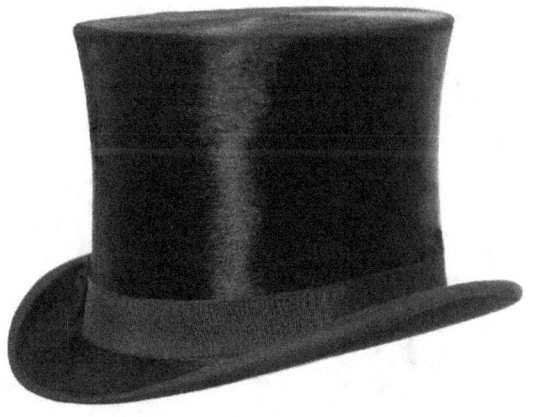

1. Der gesuchte Gegenstand passt in jede Hosen- und Jackentasche.

2. Er war seinerzeit sehr teuer und somit nur wohlhabenden Menschen vorbehalten.

3. Nach dem ersten Weltkrieg kam er zunehmend aus der Mode.

4. Er ist an einer Kette befestigt.

5. Durch ihn wurde die Zeitmessung erstmals mobil, sodass man nicht mehr auf eine Kirchturmuhr angewiesen war.

6. Heute trifft man kaum noch auf diesen einst beliebten Gegenstand, da Zeitmesser zunehmend am Handgelenk getragen werden.

Antwort: Taschenuhr

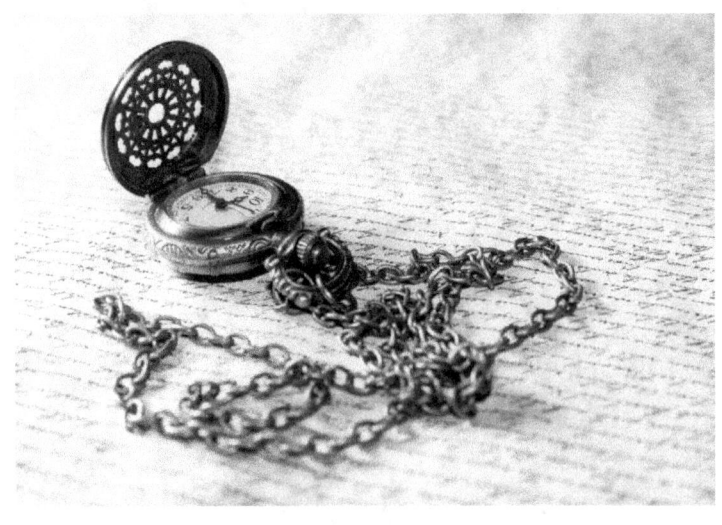

1. Gesucht wird ein Begriff für eine beliebte Veranstaltung.

2. Hier konnte man nette Kontakte knüpfen.

3. So manch einer Dame ist hier der Mann für`s Leben über den Weg gelaufen.

4. Es wurde bekannte Musik gespielt.

5. Häufig spielte jemand Live-Musik an einer Orgel.

6. Jahrzehntelang war es ein beliebtes Nachmittagsvergnügen in Kurbädern.

7. Man konnte das Tanzbein schwingen.

8. Es gab Kaffee und Kuchen und wenn man mochte, auch Tee.

Antwort: Tanztee

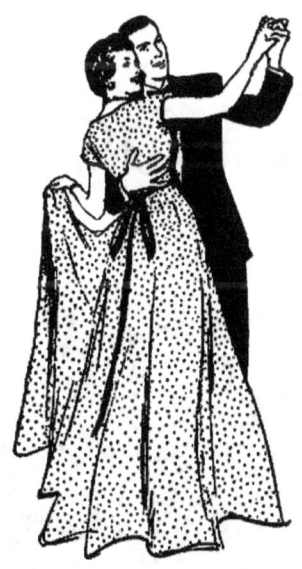

1. Gesucht wird das beliebteste Auto der Nachkriegszeit.

2. Dieser Kleinstwagen wurde weltweit mehr als 200.000-Mal verkauft.

3. Er wurde in Deutschland hergestellt und war schon ab 3.097 Mark erhältlich.

4. Aufgrund der wenigen PS (13,6) durfte dieser Kleinstwagen mit einem Motorradführerschein gefahren werden.

5. Sogar die Schwester der englischen Königin soll einst darin chauffiert worden sein.

6. Optisch erinnert das gesuchte Auto an den Trabbi, dem Lieblingsauto in der DDR.

Antwort: Goggomobil, Goggo

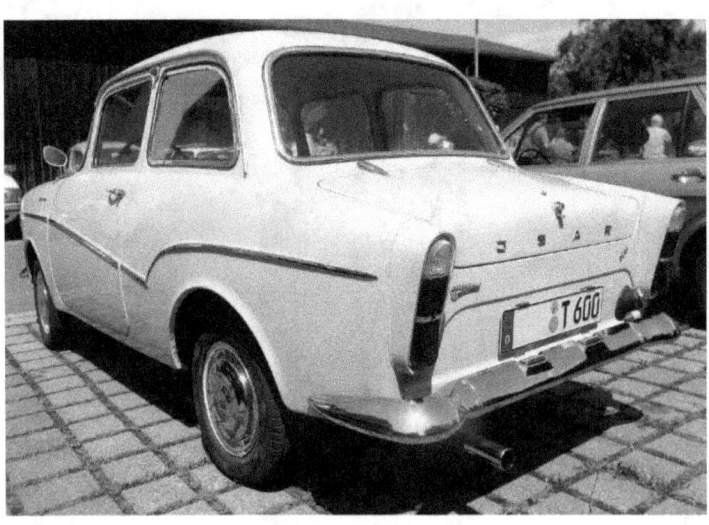

1. Der gesuchte Gegenstand ist reine Frauensache.

2. Je nach Modell gibt es kleine und große Ausführungen.

3. Man hat die Wahl zwischen Körbchen, Kästchen, Koffern oder Schränkchen.

4. Ordnung ist hier das halbe Leben.

5. Wenn ein Knopf abreißt, ist man froh, wenn man in dem gesuchten Gegenstand Ersatz finden kann.

6. Hier wird alles gesammelt, was das Herz einer Hobbyschneiderin höher schlagen lässt.

7. Eine altbekannte Redewendung sagt auch: „Aus dem N... plaudern".

Antwort: Nähkästchen

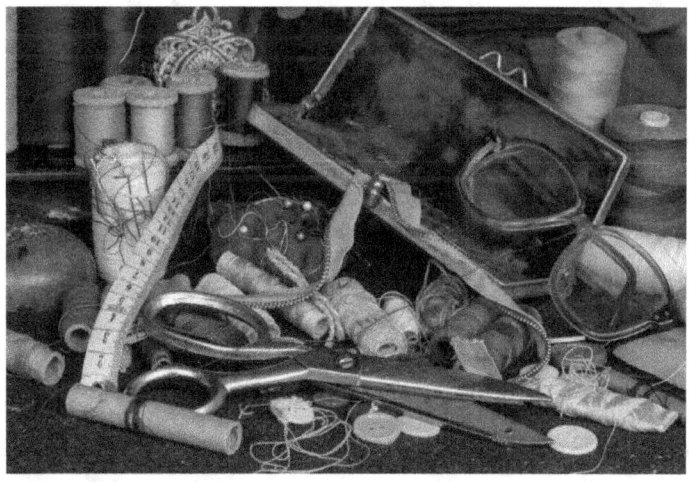

1. Gesucht wird ein Gegenstand, der früher als Jagdwaffe verwendet wurde.

2. Heute dient er als Sportgerät oder in einfacher Form auch als Kinderspielzeug.

3. Man kann den gesuchten Gegenstand selbst aus einem Holzstab und einer Schnur herstellen.

4. Kinder nehmen dafür einen biegsamen Ast, den sie an den Enden einschnitzen und diese mit einer stabilen Schnur bespannen.

5. Mithilfe des Gerätes werden Pfeile auf ein bestimmtes Ziel gerichtet.

6. Ein bekanntes Sprichwort sagt: „Gespannt sein wie ein F...."

Antwort: Flitzebogen, Bogen

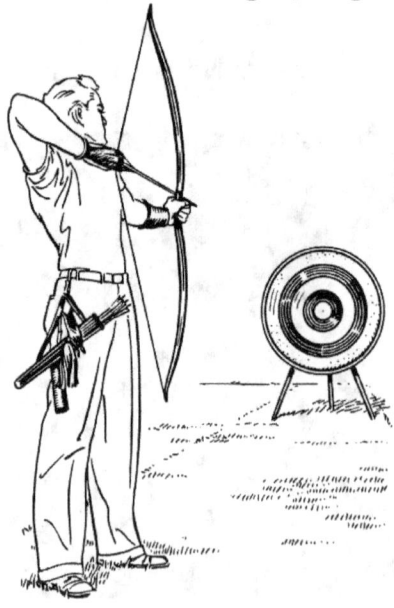

1. Viele Musiker erreichten durch diesen Gegenstand weltweite Berühmtheit.

2. Um ihn nutzen zu können, benötigt man ein bestimmtes elektronisches Gerät.

3. Man kann mit ihm etwas anhören, was zuvor an einem anderen Ort aufgenommen wurde.

4. Er ist einer der ersten Tonträger, auf dem Musik aufgenommen werden konnte.

5. Er hat beidseitig Rillen, die leicht zerkratzen.

6. Dieser Gegenstand ist rund und schwarz und hat in der Mitte ein kleines Loch.

Antwort: Schallplatte

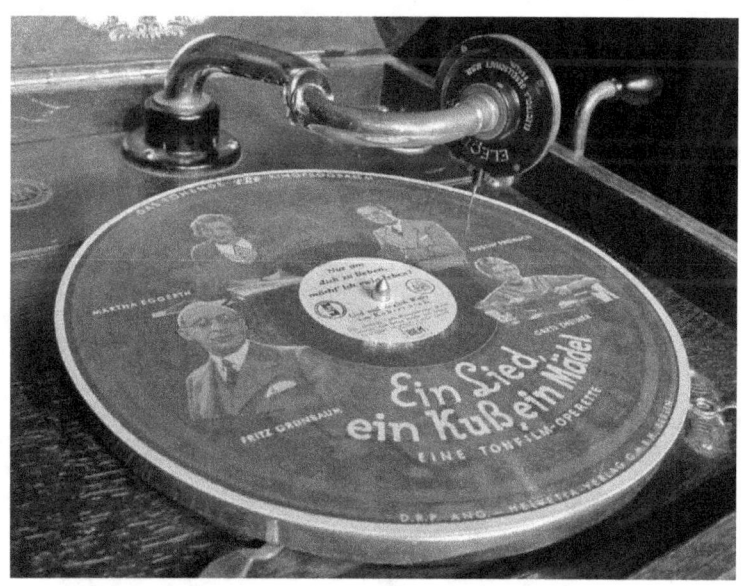

1. Vor der Erfindung der Tiefkühltruhe war der gesuchte Gegenstand in jedem Haushalt zu finden.

2. Heute erlebt er eine Renaissance bei Personen, die z. B. einen großen Garten haben.

3. Er dient der Aufbewahrung von Obst und Gemüse.

4. Er ermöglicht eine fast unbegrenzte Haltbarkeit von bestimmten Lebensmitteln.

5. Er kann mit einem Gummiring und Federklammern oder einem Bügel geschlossen werden.

6. Wenn die Lasche des Gummirings abreißt, ist es schwierig, den gesuchten Gegenstand zu öffnen.

7. Der gesuchte Gegenstand wird auch Einsiedeglas oder Weckglas genannt.

Antwort: Einmachglas

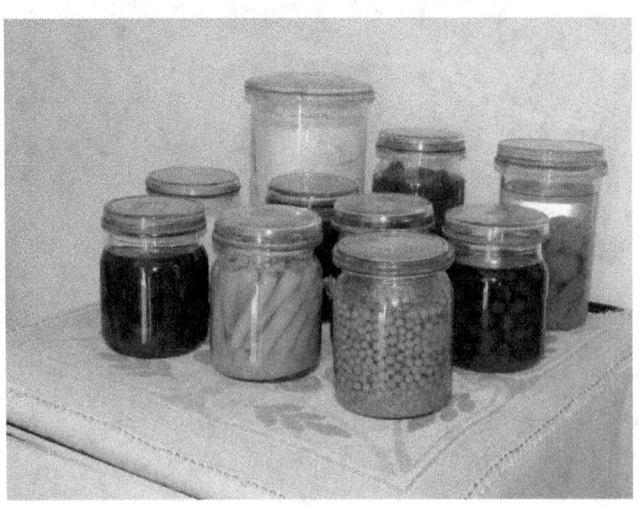

1. Der gesuchte Gegenstand kommt zum Einsatz, wenn etwas ins Stocken geraten ist.

2. Er liegt meistens griffbreit im Keller, kommt aber nur äußerst selten zum Einsatz.

3. Je nach Region hat dieses Haushaltsgerät unterschiedliche Bezeichnungen.

4. Er besteht aus einer Saugglocke aus hartem Gummi und einem stabilen Holzgriff.

5. Trotz modernerer Möglichkeiten nutzen auch heute noch viele Installateure dieses Gerät.

6. Abflüsse und Toiletten werden damit von Verstopfungen befreit.

Antwort: Abflussstampfer, Pömpel

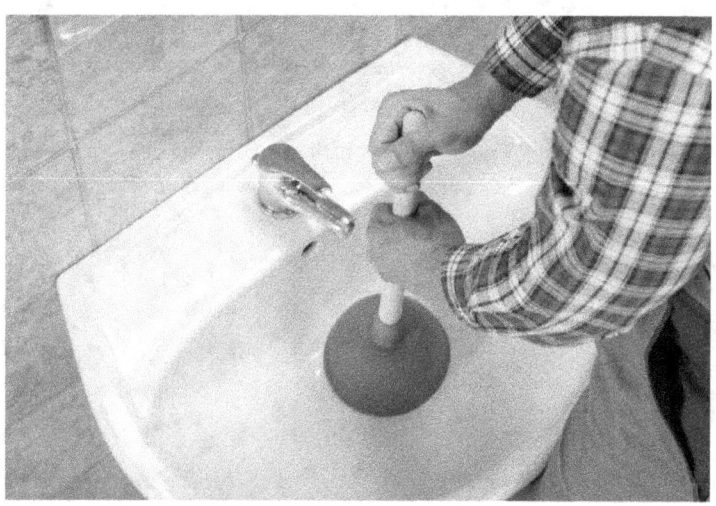

1. Aus je einem Korken, Magnet und Nagel kann man diesen Gegenstand selbst basteln.

2. Trotz modernster Technik wird er heute noch in der Schifffahrt und in Flugzeugen eingesetzt.

3. Um den Gegenstand nutzen zu können, muss man wissen, wo Norden ist.

4. Er orientiert sich am magnetischen Feld der Erde.

5. Wenn man sich in einem Gebiet befindet, in dem man sich nicht auskennt, ist er ein wichtiges Gerät zur Orientierung.

6. Mit seiner Hilfe kann man die Himmelsrichtungen ausfindig machen.

Antwort: Kompass

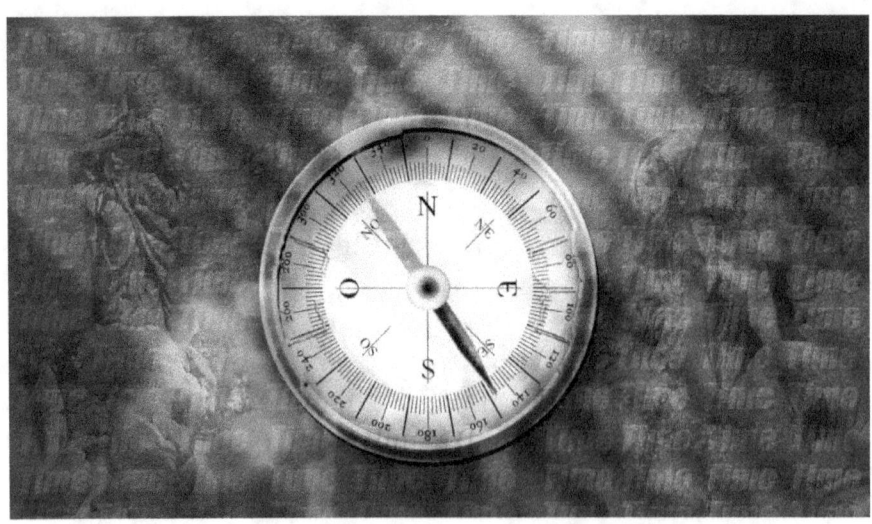

1. Gesucht wird ein Transportmittel, das früher vielseitig im Alltag eingesetzt wurde.

2. Ursprünglich hatte es mit Eisen beschlagene Holzräder.

3. Auf den 4 Rädern befindet sich ein aus Holz gefertigter Kasten, in dem Dinge transportiert werden.

4. Früher wurde es z. B. für den Transport von Brennholz benutzt.

5. Das Gefährt hat keinen Motor und wird mit der Hand gezogen.

6. Heute kommt es in Ferienorten für die Beförderung von kleinen Kindern zum Einsatz.

7. Am Vatertag sieht man häufig Männer mit diesem Gefährt, in dem sie Picknick und Bierkästen transportieren.

8. In Holland wird es „Bolderkar" genannt, was übersetzt so viel heißt wie „Polternde Karre".

Antwort: Bollerwagen, Handwagen

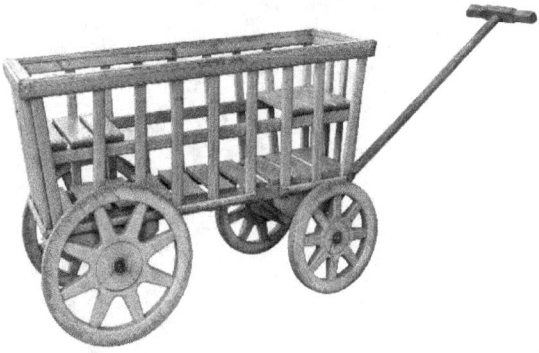

1. Gesucht wird ein Gegenstand, den es seit 2.000 Jahren gibt.

2. Das Personal der Kirchen war früher auf diesen Gegenstand angewiesen.

3. Der Gegenstand ist auch heute noch ein fester Bestandteil während einer Messe.

4. Heute dient der Inhalt des Gegenstandes wohltätigen Zwecken.

5. Statt Geldmünzen landeten früher auch mal Knöpfe darin.

6. Er besteht aus einem Beutel, zwei Handgriffen oder langen Stäben.

7. Meistens reicht ein Messdiener oder Küster den Gegenstand herum.

8. Ein anderes Wort für den gesuchten Begriff ist „Kollekte".

Antwort: Klingelbeutel

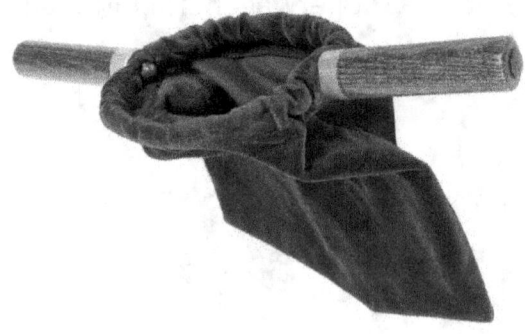

1. Gesucht wird ein Kleidungsstück, das schon seit Jahrhunderten getragen wird.

2. Meistens findet es sich im Kleiderschrank der Herren, manchmal auch der Kinder.

3. Ursprünglich gab es Modelle in X-Form.

4. Laut Etikette soll das Kleidungsstück nicht sichtbar sein.

5. Jacken oder Pullover verstecken meistens das gute Stück.

6. Es hat dieselbe Funktion wie ein Gürtel.

7. Früher wurde es getragen, damit die Hose nicht in die Kniebeuge rutscht.

8. Das Kleidungsstück besteht aus 2 Bändern, die mit Metallverschlüssen an der Hose befestigt werden.

Antwort: Hosenträger

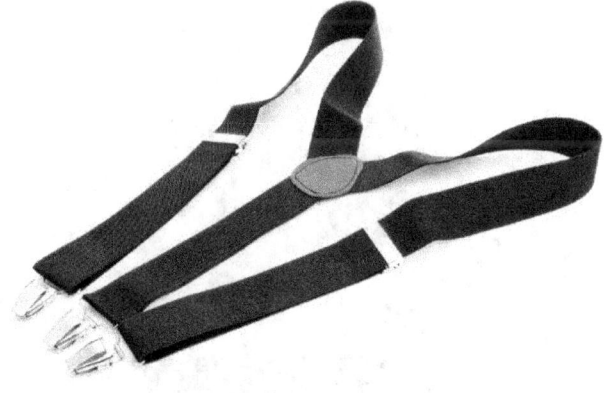

1. Gesucht wird ein Kleidungsstück, das nur Frauen tragen.

2. Heute ist es nur noch in Fachgeschäften erhältlich.

3. Es ist ein elastisches und Figur formendes Kleidungsstück.

4. Es reicht von der Taille bis zu den Oberschenkeln.

5. In den 1920-er Jahren löste es das bis dahin sehr angesagte Korsett ab.

6. Mithilfe von Clips kann man Strümpfe daran befestigen.

7. Mit Erfindung der Strumpfhose nahm die Nachfrage nach diesem Kleidungsstück massiv ab.

8. Alternativ sagt man auch „Hüftgürtel".

Antwort: Hüfthalter

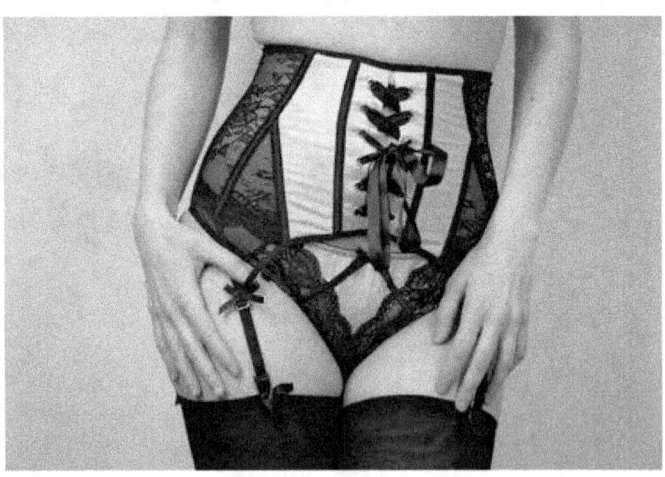

1. Gesucht wird ein Gegenstand, der vor über 130 Jahren in Amerika als „Erdschlittschuh" erfunden wurde.

2. Der gesuchte Gegenstand war ein beliebtes Fortbewegungsmittel.

3. Vor 100 Jahren gab es in Berlin mehr Nutzer dieses Geräts als Fahrradfahrer.

4. Verlor man das Gleichgewicht, landete man auf dem Hosenboden.

5. So manche Strumpfhose wurde hierdurch ramponiert.

6. Pflaster auf den Knien waren wegen dieses Gegenstands bei Kindern an der Tagesordnung.

7. Wege mit Kopfsteinpflastern und Schlaglöchern sind für dieses Fortbewegungsmittel nicht geeignet.

8. Das anfangs ans Schuhwerk mit Lederriemen angeschnallte Gerät wird heute durch fest ansitzende Schuhe ersetzt.

Antwort: Rollschuhe

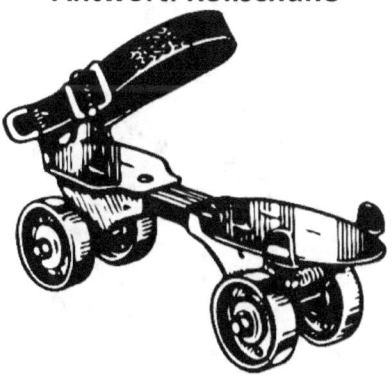

1. Gesucht wird ein Gegenstand, der reine Frauensache war.

2. Heute ist der Gegenstand aus dem Alltag verschwunden.

3. Die Benutzung war sehr anstrengend und erforderte viel Muskelarbeit.

4. Schwere Arme und aufgeweichte Finger waren an der Tagesordnung.

5. Zusätzlich brauchte man Kernseife oder Soda.

6. Je nach Modell war der Gegenstand aus Zinkblech oder Stein gefertigt.

7. Es bestand aus einem Holzrahmen, in den ein gewelltes Blech eingelassen war.

8. Mit der Erfindung der Waschmaschine wurde der Gegenstand zur Freude der Hausfrauen überflüssig.

Antwort: Waschbrett

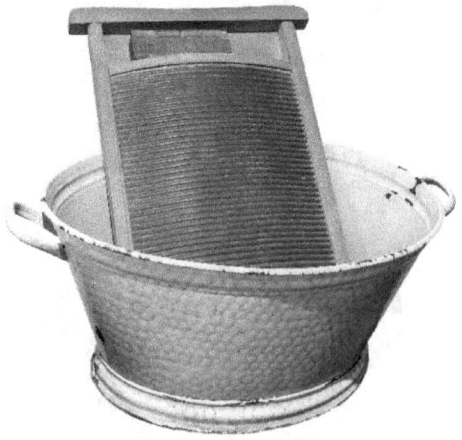

1. Gesucht wird ein robustes Transportmittel.

2. Ursprünglich war der Gegenstand aus Aluminium oder emailliertem Stahlblech.

3. Mit der Erfindung von Flaschen und Beuteln verschwand der Gegenstand immer mehr aus dem Alltag.

4. Typisch ist ein einsteckbarer Deckel, um den Gegenstand zu verschließen.

5. Meistens ist auch ein stabiler Tragegriff vorhanden, der als Henkel bezeichnet wird.

6. Er gehörte zum Bauernhof wie die Fliegen zum Schweinestall.

7. Er diente Landwirten zum Transport der Milch vom Bauernhof in die Städte.

8. Der Transport erfolgte durch Milchwagen, auf denen diese Behälter kräftig rumpelten.

Antwort: Milchkanne

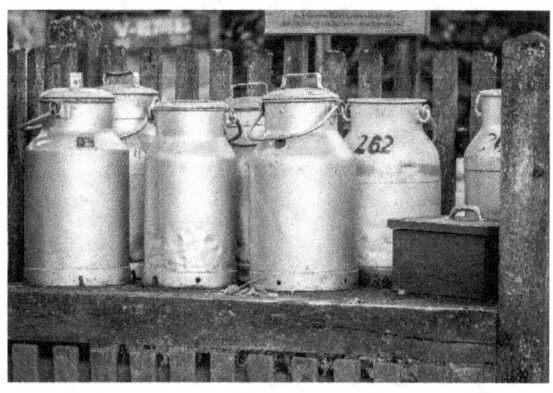

1. Bei dem gesuchten Begriff könnte man meinen, es hätte etwas mit Zoo oder Zirkus zu tun.

2. Es geht um eine Möglichkeit, lange Haare zu bändigen.

3. Der gesuchte Begriff beschreibt eine typisch deutsche Kinderfrisur.

4. Viele Mädchen mit langen Haaren haben diese Frisur früher geliebt.

5. Man benötigt einen Stielkamm und zwei Zopfgummis.

6. Die Haare werden zu zwei seitlichen Zöpfen geflochten und zu Schlingen hochgesteckt.

7. Die Zöpfe sehen aus wie zwei kleine Schaukeln.

Antwort: Affenschaukel

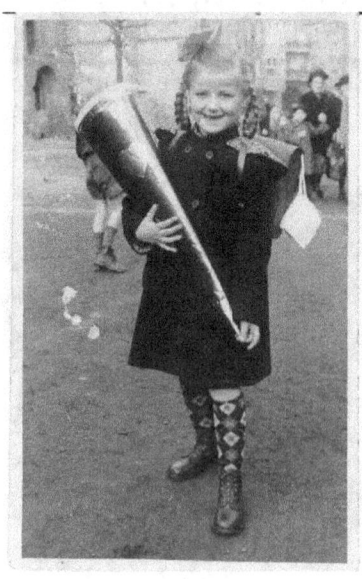

1. Gesucht wird ein Haushaltsgerät, das ursprünglich als Teleskop diente.

2. Es wurde 1633 von einem Astrophysiker erfunden.

3. Der Gegenstand ist bis 40 cm lang und hat eine glatte Oberfläche.

4. Typisch sind zwei Griffe an den Enden.

5. Das Material besteht aus hartem Holz wie z. B. Buche.

6. Es wird genutzt, um Teig gleichmäßig zu verteilen.

7. Man kann den gesuchten Gegenstand als Schlagknüppel zweckentfremden.

8. Schon manch spät heimgekehrter oder ungehorsamer Ehemann soll mit ihm bestraft worden sein.

Antwort: Nudelholz

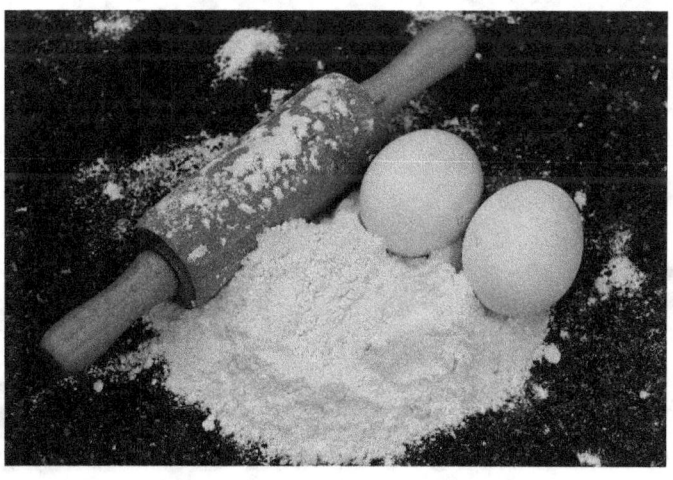

1. Man könnte meinen, der gesuchte Gegenstand wäre ein nützlicher Gegenstand für die Nase.

2. Er besteht aus einem kleinen Stückchen Schaumstoff.

3. Er war in den 1950-er und 1960-er Jahren in jedem Haushalt zu finden und fehlte bei keinem Kaffeeklatsch.

4. Auch heute ist er noch in vielen verschiedenen Farben und Formen erhältlich.

5. Legendär ist das Modell mit Schmetterling.

6. Er dient als Schutz der Tischdecke vor unerwünschten Kaffee- und Teeflecken.

7. Mit einem dünnen elastischen Bändchen wird er an einer Kaffee- oder Teekanne befestigt.

Antwort: Tropfenfänger

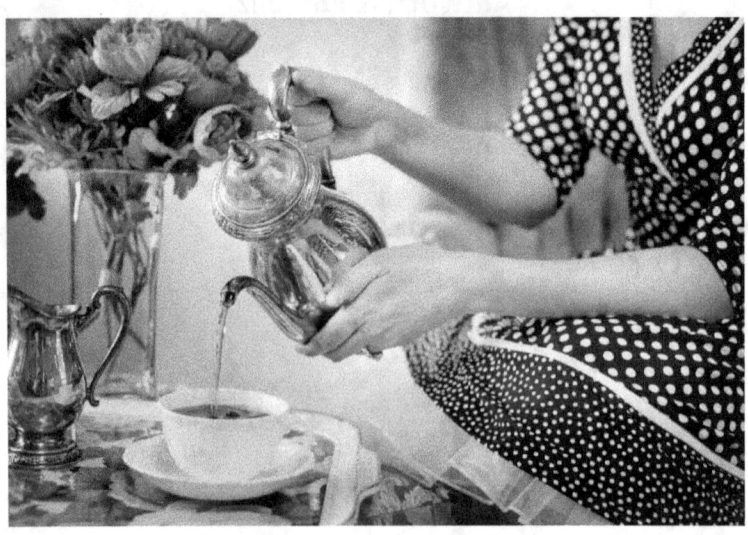

1. Gesucht wird ein sehr beliebtes Kinderspielzeug.

2. Es ist traditionell aus Holz gefertigt.

3. Hier ist alles klein und winzig.

4. Ursprünglich wurde das Spielzeug für Mädchen entwickelt.

5. Sie sollten damit spielerisch auf ihre spätere Aufgabe als Hausfrau vorbereitet werden.

6. In diesem kleinen Haus ist alles sehr wohnlich eingerichtet.

7. Es gibt verschiedene Räume wie Salons, Badezimmer und Küchen mit allen nötigen Geräten.

8. Anstatt Menschen wohnen darin kleine Püppchen.

Antwort: Puppenstube

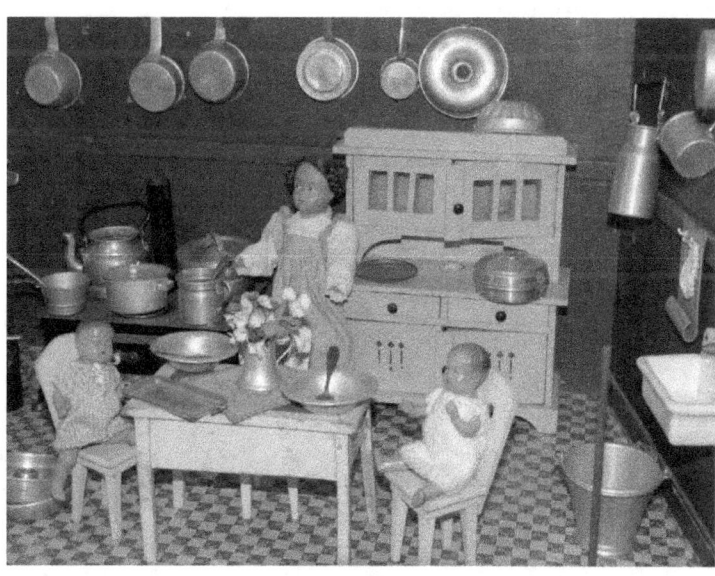

Bildnachweise

Titelbild - © BlueRingMedia/shutterstock.com
Bild 1 Strickliesel - © Efraimstochter/pixabay.com
Bild 2 Poesiealbum - © Counselling/pixabay.com
Bild 3 Mädchen - © Riala/pixabay.com
Bild 4 Drehorgel - © Gellinger/pixabay.com
Bild 5 Sitzgruppe - © pixelclan/pixabay.com
Bild 6 Liebesperlen - © eismannhans/pixabay.com
Bild 7 Kittelschütze - © 3dman_eu/pixabay.com
Bild 8 Seifenblasen - © Greyerbaby/pixabay.com
Bild 9 Paar - © OpenClipart-Vectors/pixabay.com
Bild 10 Murmeln - © Regenwolke0/pixabay.com
Bild 11 Hemd - © elitravo/shutterstock.com
Bild 12 Kaffeemühle - © Momentmal/pixabay.com
Bild 13 Schiebermütze - © LoboStudioHamburg/pixabay.com
Bild 14 Zeppelin - © Janson_G/pixabay.com
Bild 15 Plumpsklo - © WerbeFabrik/pixabay.com
Bild 16 Lumpen - © jmeusburger/pixabay.com
Bild 17 Akkordeon - © Clker-Free-Vector-Images/pixabay.com
Bild 18 Muff - © Mannagia/fotolia.com
Bild 19 Schreibmaschine - © Tomasz_Mikolajczyk/pixabay.com
Bild 20 Kettenkarussell - © MoreLight/Pixabay.com
Bild 21 Badekappe - © Torill S/shutterstock.com
Bild 22 Unterwäsche - © Otto Wenninger/pixelio.de
Bild 23 Kaugummiautomat - © kalhh/pixabay.com
Bild 24 Mundharmonika - © TBIT/pixabay.com
Bild 25 Dame mit Zigarettenspitze - © Jo-B/pixabay.com
Bild 26 Sense - © OpenClipart-Vectors/pixabay.com
Bild 27 Schiefertafel - © congerdesign/pixabay.com
Bild 28 Kaffeetafel - © Erika Hartmann, Volker Röös_pixelio.de
Bild 29 Zinkwanne - © LoveToTakePhotos/pixabay.com
Bild 30 Monokel - © Couleur/pixabay.com
Bild 31 Telefon - © Momentmal/pixabay.com
Bild 32 Zylinder - © Gemenacom/shutterstock.com
Bild 33 Taschenuhr - © nile/pixabay.com
Bild 34 Tanzpaar - © ArtsyBee/pixabay.com
Bild 35 Goggomobil - © anaterate/pixabay.com
Bild 36 Nähzeug - © domeckopol/pixabay.com
Bild 37 Sense - © OpenClipart-Vectors/pixabay.com
Bild 38 Schallplatte - © KlausHausmann/pixabay.com
Bild 39 Einmachgläser - © falco/pixabay.com
Bild 40 Pömpel - © Andrey_Popov/shutterstock.com
Bild 41 Kompass - © kalhh/pixabay.com
Bild 42 Bollerwagen - © anaterate/pixabay.com
Bild 43 Klingelbeutel - © Dani Simmonds/shutterstock.com
Bild 44 Hosenträger - © nito/shutterstock.com
Bild 45 Hüfthalter - © dettaglio guepiere/fotolia.com
Bild 46 Rollschuhe - © OpenClipart-Vectors/pixabay.com
Bild 47 Waschbrett - © ThomasWolter/pixabay.com
Bild 48 Milchkannen - © Didgeman/pixabay.com
Bild 49 Schulmädchen - © unbekannt/pixelio.de
Bild 50 Nudelholz - © Alexas_Fotos/pixabay.com
Bild 51 Kaffeekanne - © jill111/pixabay.com
Bild 52 Puppenstube - © falco/pixabay.com

2. Auflage 2023
Herausgeber und Copyright©:
Nesterenko Verlag UG
Klausenstr. 20
59759 Arnsberg
nesterenko-verlag@t-online.de
www.casilda-berlin.de

www.ingramcontent.com/pod-product-compliance
Lightning Source LLC
Chambersburg PA
CBHW050022230526
45470CB00003B/1093